道与饮食

洞阳 著

谨以此书献给向道、慕道、修道之人。

目录

序言

在当今商业化浪潮如火如荼地席卷全球之际，二次工业化革命与信息相结合的时代的来临彻底改变了今天人们的生活，也给今天的世界带来了前所未有的挑战和危机。之所以称之为危机，是因为媒体对于它所带给人们的益处的过度渲染大大地误导了社会的认知，从而让人们完全忽视了它所存在的危害，削弱了人们对具有公害的新科技产品的防范意识，使得今天人们的生活不再淳朴自然而陷于病态。鉴于此，我觉得十分有必要撰写这本道与饮食的书，目的就是为了唤醒那些仍然被主流媒体所蒙蔽的人，以改变现状，最大化地争取生命和人生利益。

纵观历史，除了世界工业发展所带给我们的公害如对自然资源的无限滥采滥伐及工业排放所导致的江河湖海大地山川乃至大气的污染之外，最为严重的是食品安全出了问题。生产食品的公司企业为了赚取利益的最大化，不惜牺牲人民大众的健康福祉甚至生命。如近来世界各国频出不穷的婴幼儿奶粉问题、以马肉冒充牛肉和滥用瘦肉精等问题就是典型的例子。这是何等的无道无德之举，这已然威胁到了人类本身的健康和生存。人类为了求得更好的生存环境，发明和发展了很多科学技术。这些新的科学技术本来应该以服务人类生存和福祉为前提，但遗憾的是，目前的这种发展由于利益的驱使，已经步入歧途。我们不能天真地指望这些公司企业会良心发现而痛改前非，但是我们每个人都有权利和义务来抵制和反对那些生产威胁人们健康的食品公司和企业，让更多的人觉悟起来，一起推动食品安全向前发展。

太白山处士孙思邈曾言：夫万病横生，年命横夭，多由饮食之患。饮食之患过于声色，声色可绝之，踰年饮食不可废于一旦，为益既广为患亦深。且滋味百品或气势相伐触其禁忌更成沉毒。缓者积年而成病，急者灾患而卒至也。古人所指的饮食之患已全然不同于时下之饮食之患。古人的饮食完全没有受生化污染，如转基因技术的危害和化肥农药的荼毒，再如防腐剂和其他各种化学添加剂的综合污染等。所以说，今天我们所面临的食品安全威胁是前所未有的，是由于人们丧失了对自身行为举止的自省自查所造成的。

商业化浪潮的猛烈冲击造成人们心灵对自然感悟的退化。人们盲目地寻找另一种能解放自身的途径，试图开创"再造宇宙"新时代的"科学"方式凌驾于自然宇宙万物之上。殊不知无限万能的宇宙自然力并没有给人类留下足以寻求新的出路的可能和时间，人类很可能在没有找到新的出路之前就已经毁灭了。因此我们要放下幻想，与自然和谐共处，走出自己更加坦荡的即以自然为依托的发展路子来。只有这样，人类才能永远地走下去而不至于半途夭折。

今天的人类所面临的不是"不发展"和"未发展"的问题，则是因为太贪婪而患上了盲目突进、滥发展和滥开发所致的心病、心灵之病。身体的虚弱是由积劳成疾引起的，而积劳成疾是不会让人走上穷途末路的。真正让人走上不归路的是心病。百病生于心，百病生于气，百病生于习。不良习惯积久而成病。正如老子所说，"人有疾病皆有过恶，阴掩不见，故应以疾病。因缘饮食、风寒、温气而起，由其人犯违于神，致魂逝魄丧，不在形中，体肌空虚，精气不守，故风寒恶得中之。是以圣人虽处幽暗，不敢为非；虽居荣禄，不敢为利。度形而衣，量分而食；虽富且贵，不敢恣欲；虽贫且贱，不敢犯非。是以外无残暴，内无疾痛，可不慎之焉"。 我们每个人都有本性，而本性又决定于脏腑。脏腑的阴阳五行的不协调与不平衡就会导致心性习惯的偏差，也就是得了心病了。这就需要考察自己的生活方式和日常起居有无异常，查明原因并改变心性习惯纠正偏差。只要坚持不懈就能永葆无虞，只有制服心性习惯才能除病安身。心病还需心药治，寻医用药是于事无补的。本书中所讲的饮食调节亦可解决这个问题。

另外，本书的标题含有一个"道"字，意味着本书与道有着密切的联系。按照我的初衷，是要写成一篇有关指导修炼丹功的论述的，不过，考虑到不同受众的需求，我最终还是将侧重面放在了饮食与道的关系上了。由于社会大众的共同目标是要获得身心健康以达天年，本书又意图涵括社会生活的方方面面，因此本书的题目就顺理成章地解读为饮食之道了。如能以本书给人们的日常生活带来一些参考和指导，让更多的人了解什么是健康的生活方式，什么是健康的日常饮食，也不失为此书的积极作用。

洞阳子
2015 年 2 月 28 日

饮食与修道和健康的关系

修炼丹功时，人们常常忽略的一个重要问题，就是日常饮食的调节和禁忌。这种调节和禁忌对练功人来说，是至关重要的。这里所谈的饮食就是要因天之序，即依照四季阴阳的变化而调整饮食从而达到营养身体平衡阴阳的最佳效果。

茫茫宇宙之中，任何行星，如若具备了像地球一样的大气层并同时围绕恒星旋转的条件，即适于生物生存的基本条件，也就催生了生命。自人类初始以来，凡是先贤，皆能认识到人的生命活动与自然界息息相通，生命的根本来源于天地间的阴阳之气。阴阳二气相互贯通融合演化而生成五行，即金、木、水、火、土，并以此循环不断地运动而衍生形成六气，即湿、燥、寒之三阴气和风、暑、火之三阳气。如果人们不善于调养，而经常违反自然界五行和六气的变化规律，那就必然会有邪气伤害身体。因此说，能否根据自然界阴阳变化规律进行养生，是能否获得健康长寿的根本。

由此而知人与天气相连相通，就是说人身体中的阳气，如若能像天气那样清明，即可令精神情绪平和安定。符合这样的条件，阳气就能充足，就能起到保护人体的作用，即使有贼风邪气，也不会受到伤害。善于养生的人，能够时常保持体内的阴阳之气和外界的阴阳之气相互融通与协调，做到调摄精神，常使它不涣散，以适应天气的变化。不善于养生的人则相反，体内的卫气会涣散，九窍之气会闭塞不通，肌肉之气会壅滞不利，抵御疾病的能力也会大大降低。这样的结果完全是由于人们自己的过失而导致阳气受到极大削弱所致。了解到了阴阳二气在养生中的重要性之后，我们就应该在日常饮食中围绕阴阳的秘机进行调节。

虽然本书题目标明的是有关道家修炼的饮食要求，但如果一个世俗之人也能以此知识武装自己，身体力行，相信也会收到意想不

1

到的结果。我们常说病从口入，祸从口出。这句话道出了人生社会多么现实且容易被忽视的浅显道理。饮食如若不慎或偏激，那一定会对身体有所伤害。但如果掌握了饮食之道，就不会病从口入。所以我们应不遗余力地做好日常饮食这门功课，绝不能因掉以轻心而使自身受到损伤，并因不得补救而抱憾终身。

本书题为道与饮食，实为饮食之道之义也。既然是道，就全然不同于世俗之饮食。其不同之处表现为所食所饮皆与道相关相和睦，如此全方位地享受健康快乐的生活，而不像常人那样被生老病死所困扰而不得尽享人生。本书的初衷，不仅是为了帮助有望成就道家丹功修炼的志士获得正确的饮食之道，同时也兼顾了俗世向道好道之人及普通众生对美好健康生活的祈愿，让更多的人行动起来，争取最大可能地避免一切忧虞，从而使自己事业更成功，生活更美好。

环境、气候、饮食对人健康的影响

前面讲到因天之序即是依照四季阴阳的变化而调整饮食。更进一步讲，就是要按照春夏秋冬、寒暑燥湿的外界气候，天时的变化而调节人们的饮食。这种调节还要根据每个人所在的不同地理位置而调整。这是一个立体的多方位的综合调整机制。

例如，中国南北在气温和燥湿程度上有很大差异，人们就应该根据各自所在的地域相应地调节饮食内容。对于家住南方湿热地区的人来说，应该经常饮用红豆薏米汤以达到消除体内湿气的目的，从而预防风湿病的侵扰。而对于北方人来说就恰恰与之相反。由于北方冬天寒冷干燥，再加上暖气火炕，就更增加了干燥的危害。因此人们就要特别注意常吃些润燥的食物如莲藕、萝卜等，从内里抗衡天气的干燥。

另外，南北方人由于祖祖辈辈居住在各自的自然环境下而形成了不同的体质。当这些人移居到新的不同环境时就会产生两种粗略结果：慢慢适应新的环境或产生各种各样的疾病。虽然还有第三种人介于这两者之间，即适应但有些微的不良反应。而且总体上不影响身体健康和生活，但这只是就常世生活的人们而言。

地域气候的不同会造成人体体质差异。中国西北部人多吃牛羊肉，易患高血脂。东北部高寒地区的人饮食偏口重，易为内热、内寒所困。南方湿热，居住在那里的人脾胃易受病。地域气候的不同还会对农作物造成影响。三亚地处亚热带，一年四季气候温热，植物生长旺盛。由于植物不停地生长，造成土壤营养过分流失，植物不能从土壤吸收充分的营养，使得那里的黄瓜、玉米和大米都很难吃。

如果你励志清修而渴望将来能有所成就的话，那你就应该采取更为严格的饮食戒律。虽然不必完全像住庙僧道那样荤腥全然不沾，但也不应餐餐必荤。将荤素搭配的更严谨、更符合在尘修炼的要求才是正确的选择。人在尘世就不能避免与世俗交往。餐桌上的礼尚往来、觥筹交错，鸡鸭鱼肉的过度摄取无不给人们带来不必要的损伤。所以我们对饮食要有有清醒的认识和把握，尽量控制食物的摄入量。黄庭经说："百谷之实土地精，五味外美邪魔腥，臭乱神明胎气零，那从返老得还婴？"意思是说，百谷的果实是土地的精华，它能产生鲜美的五味，也能产生致病的邪腥之气，从而扰乱食者的神明，损伤人的元气，这还怎么能返老还童呢？

每日饮食的摄入要秉着营养搭配平衡的原则，明确区分各个年龄阶段饮食差别，并根据性别的差异而调整，尤其要注意以清淡为主，荤素搭配为辅。青壮年由于工作体力劳动和日常活动量大于年老的人，自然消耗量就大，所以在安排日常饮食时就可以考虑荤菜多于素菜。而老年人由于消化吸收系统变弱，再加活动量变小，理应酌情减少荤菜的摄取，以免体内存留消化不掉的毒素堆积而产生各种病变。除此之外，男人属阳，最容易上火，要尽量少吃烘烤煎炸的高蛋白食品。女人属阴，高蛋白食品能滋阴养阴，因此可以适当多吃。

饮食不当的最典型危害首属各种肿瘤癌变。其次就是血液疾病所引起的致命病变如：心脏病、高血压、脑淤血、中风等等。统称心脑血管疾病。为了避免这些疾病的缠绕和危害，预防的手法就成为每日至关重要的生活组成部分。每天的吃喝拉撒睡便成为获得健康长寿关键因素。怎样吃出健康，怎样通过饮食预防疾病，怎样调理饮食益助长寿就成为日常须知。万里长征始于足下，百层之台始于累土。最终的成就都是有赖于细微的点滴积累。要想获得健康长寿就必须依靠每日修养所得，而不像世俗所流传的"人的寿数由天定由遗传定"那样。全真修炼的口头禅是："我命由我不由天"，其充分体现了道家的养生理念。

每日三餐当中都要具备蔬菜，以补充各种维生素和纤维素；适量肉类，以补充蛋白质；五谷主食，以补充各种身体所需的素蛋白。还有就是各种豆类。有些豆类含微毒，须烹制后方可食用。五谷为主、五蔬为辅即为此理。此外，切记不要饮用市场上推销的各种软饮料。因其含各种化学添加剂，具有危害健康并有致癌的危险。茶具有清洗血液的功效，故理想的健康日用饮料应该首选茶。

中国的民间一直有这样一句俗语，即"五谷为主，五蔬为辅"。这句话说得十分到位，一语道破了什么是平衡的健康饮食。人类的文明的标志不光是创造了多少人造"物质"，即科学技术的发明进步而导致一切大规模生产所制造出的产品。食物的选择发明才真正体现了人类文明的所在。原始的食品的发现和改良充分体现了人类先民的真正智慧，使得人类的生存发展在现代文明到来之前的那一段时空中有了可能和保障。令人遗憾和颇感悲哀的是，恰恰是现代文明的到来打断和破坏了原有的自然平衡，而给今天的人类蒙上了一层可怕的阴影。今天的世界已经完全忘记了人类的祖先从何而来，过去一直固守的传统的生活方式被欧美的所谓文明所取代，并且主导了整个世界。人们不再以五谷为主食了，也不再将茶作为健康的佳饮了。取而代之的是五花八门的充满化学添加剂的快餐和软饮料。这些大多根本不能被称为食品，而是人造的化学产品。以这种无机的化学食品取代有机的自然食品，这种"现代文明"的创意是多么荒谬可怕啊！这岂不是要灭绝人类自己吗？

作为道家修炼养生所需饮食，理所当然的要尊法自然，要以最最严苛的态度对待日常饮食。因为它人命关天，而且它还关系到修炼的最后成败。凡是违反自然传统的饮食我们都要义不容辞地予以抵制，与之做最坚决的斗争。只有这样，才能保证我们的身家性命不会被别人所左右，才能保证我们的思想价值观不会在日常生活中不经意地潜移默化地被别人所修改。例如现在市场上泛滥的转基因食品将给人类生存和繁衍带来极为严重的威胁，我们就要旗帜鲜明地对它加以反对和抵制。今天的科技能给我们带来多大的帮助和方便，同时也能给我们带来多大的伤害和困扰。原来简单的日常生活所必须的饮食问题，由于利益集团的介入使之变得复杂和棘手。在重大的利益驱使下政府不得不向利益集团让步，竟然出台一系列无视转基因食品对人的潜在危害的法律条例，如不予标注转基因食品标签等，已然将此问题提升到了政治社会问题的层面。

过去的历史告诉我们：对于一个国家只要守住本国的疆土，其他问题都好说。也就是说一旦国破，就什么都谈不上了，连主权领土都没了，国将不国，人民也就自然而然地沦为亡国奴了。但这种定义在今天已经过时了。因为今天侵略一个国家的方式已然起了根本变化，无需再用坚船利炮打开一个国家的大门了。只需让所有国家进入一个游戏规则，也就是全球一体化。如果你接受了他们的游戏规则，那你就得开放你的市场，让其自由地倾销他们的破烂货-转基因作物，以毒害消费者。有人天真地以为不购买，不消费，不吃进口的玉米大豆等转基因的产品就可以避免受到毒害。虽然你能做到不直接食用转基因产品，但你不能做到不吃鸡鸭鱼肉牛羊肉等这些用转基因饲料喂养的家畜家禽的肉。这种间接的伤害其结果要比直接的伤害还要严重。损伤人口和弱化人的质量是削弱一个国家的最理想的手段。正由于此，生产这些产品的国家的幕后策划者-政治利益集团通过这种手段以达到他们侵略别国最终达到控制全球的初始目的。这岂不是与公开的发动战争而征服一个国家来的更容易更划算。真有异曲同工之妙。

酒在生活中的作用

　　酒不是哪个远古部族或着是哪个人的主观发明创造，而纯属生活中的偶然发现。据我看来，酒的起源其实完全是自然形成的。最早被发现的应该是果酒，各种各样的野生浆果成熟后散落地上，野果中含有糖类的果汁暴露皮外与果皮上的天然酵母结合，在夏日适宜的温度下发酵成为了酒。其次就是以同样的方式出现的奶酒。动物、家畜的乳汁含有乳糖同样经酵母发酵后为奶酒。粮食酒出现要晚些，那是由于粮食中所含的碳水化合物是淀粉而不是糖，淀粉需要淀粉酶分解成糖后才能酿酒。这一过程要比自然的果酒要复杂得多，所以粮食酒相对来说就出现得晚了很多。粮食酒的酿造尽管复杂但也基本和果酒如出一辙。当时由于没有适当的储存粮食的正确方法，使得粮食霉变也是常事。有关粮食发酵的最早的文献记载是"鞠蘖"，发霉的粮食称鞠，发芽的粮食称蘖，从字形看都有米字。《说文解字》亦说："蘖，芽米也"。"米，粟实也"。由此得知，最早文献中所记载的鞠和蘖，都是粟类发霉发芽而成的。人们后来用麦芽（麴）替代了粟芽，使蘖与麴的生产方式分家，用蘖专门生产甜酒（醴）。商、周一千多年直至汉朝，蘖酒都很盛行。

　　考古发掘出来的众多实物与文献记载的相互印证，让我们完全明白了酒是如何出现、如何享用的。酒是由食剩的粮食产生自然发酵而变成的能饮用的醪糟，严格来说还不能称之为酒。人们渐渐地在此基础上发展出了真正的酿造酒浆的工艺，因而获得了纯正的粮食酒。接下来人们又慢慢发现了酒的特性和各种实用功效，如在寒冷的冬天饮酒可以御寒，当人们跌打摔伤时将酒涂到伤处或者直接饮用以达到活血化瘀的目的。其实酒的最初出现完全是为了治病防病之用，比如以酒作为药引子，和以各种药草制作出治疗各种疾病的药酒，故有"酒是百药之长"之说。所以酒在古代主要以药酒的身份呈现在人们生活中，而不是作为日常饮用。很少像现在的人们这样以酒为浆，以醉入房，如此大规模地消费酒。酒能通神灵，因为远古时期的人们常常需要祭祀天地，就离不开能通神灵的酒的辅助，所以酒在这一点上具有十分重要的功用。酒还能壮胆，如民间常说的"酒壮怂人胆"。因为人在酒后胆就横起来了，故酒能壮人的胆量。但今天的酒的生产酿造工艺已然和古代所采用的方法截然不同，所用的谷物等制酒原料的质量更是有着天壤之别，这对今天的饮酒者来说犹如雪上加霜，如此以往将无疑会给人们的健康造成巨大伤害。

虽然酒给我们的生活增添了无穷的乐趣和帮助，但如果饮酒方法不当就会给我们的健康带来负面影响，有时甚至会是灾难性的后果。所以我们应该学习和掌握一些有关酒的饮用与治疗疾病的方法和知识以备不时之需。

经常饮酒过量可导致糖尿病，高血压。但年岁稍长的人在适当的天气条件下，适当地饮用少量的酒对血液循环，舒筋活血，促进新陈代谢是有一定的积极作用的。如北方冬季天寒地冻，老年人缺乏户外活动，整天缩在温暖的室内，就会造成新陈代谢的紊乱。此时如果能经常饮用少许白酒，就会对改善血液循环、增进新陈代谢、提高免疫力有很好的效果。女性容易受寒，从而影响任脉、冲脉、带脉和肝经等使其郁结不通畅，因此处在育龄女性的朋友们最好能每晚饮用一小杯白酒。另外，小活络丹一定要和黄酒一起服用。黄酒可使经脉通畅，可外用和内服，温黄酒还可以治女性崩漏。由于酒善能行血气，故中药中的第一味药就是酒，处百味之首。治妇科病很多药都离不开酒做药引子。酒的功效很多，但疗病的药酒一定要对症而不能乱喝。如高血压患者就不能喝人参酒。

饮食不当所引起的上火及其影响

　　疾病的爆发和其他形式的灾难一样，具有周期发作的特征。这是因为能量的积累需要周期。其他形式的灾难如战乱、地震、洪水和火山爆发等非常的自然运动现象，也需要有周期性的能量积累。等积累到了一定的程度就会发作和爆发。明白这样的自然规律，对我们来说是十分重要的。我们就可以事先做好准备以避免或降低灾难所带来的破坏。这是最好的积极防灾减灾的策略。这种策略也适用于疾病的预防和治疗。

　　具有周期性发作的最典型的并且普遍不为人重视的疾病是感冒。不仅是普通人，即使是学界也存在着十分谬误的认知。人们普遍认为引起感冒爆发的契机是病毒所导致。其实不然。根据道家理论，其另有原因。外界的温度变化只是外因，没有内因的内火的相呼应，是点燃不了感冒的发作的。内火的积累再加上外部的风寒所感，就会使肺脏在高温高热条件下突然遇冷而造成肺脏机制的阴阳失衡，即肺液的凝滞不通。大量的液体阻滞，便会引起咳嗽多痰、呼吸急促。这就是病了，是感冒了。每一次的感冒都会对肺脏产生不良影响，使肺脏的功能受到削弱。人在一生中的每一次感冒，都会让我们的肺脏受到伤害，都会让我们的肺脏越来越脆弱，最终导致肺气衰竭而死亡。这是多么可怕的事情。我们千万不能再忽视感冒这个家常便见的"小疾"了。如果不按照道家的自然阴阳平衡原则来安排我们的每日三餐，就容易患上这样或那样的疾病。

　　为了达到健康养生长寿的目的，在这里我要特别提请大家注意一个我们无时无刻无不为之困扰的"上火"问题。相信绝大多数人都会以一种不以为然的态度来对待上火。有的人甚至认为上火是人之常理，是人就会上火，无需认真对待。还有的人认为，上火是小恙，无需大惊小怪，不理它自然就会恢复常态。有的人简单吃些去火的中药，也不管是否对正自己的证候。这些态度和调治方法都有失计较和欠妥。实际上，"上火"和"个人生活淫乱"与国家的动乱有异曲同工的关系。如果人总是处在上火的恶性循环当中而不能得到有效遏制，他的生命最终就会受到威胁。这和人每日淫乱，过度纵欲一样，无疑会导致早衰罹祸致命疾病。同样的道理，对一个国家来说，动乱不断就会导致国力衰亡，因此内忧必招致外患。中国的清末就是一个最典型的例子。太平天国的兴起大大地削弱了中央集权的清政府的权利和国力，最终酿成了八国联军对大清的无情侵略，割地赔款的余害至今仍然没有完全被消除。

下面我们就先看看上火是怎么一点一点地给人们带来灭顶之灾的。

人们最容易忽视上火的年龄是青少年时期。青少年正值血气方刚，凭借身体强壮，任何事都无所顾忌，也不重视。一旦上火，就是外火内火同时并举。轻者少感风寒，流涕咳嗽，调养两日即可回复正常。重者就会发烧，肺部感染，上呼吸道感染乃至急性肺炎，而后转为慢性肺炎。如若这样就不是将养几天就能恢复健康的。如用药再不得当，还会引发并发症。

归根结底这"火"是如何上的？又如何预防上火呢？这点在一般的社会生活经验里被人们大大地忽视再忽视了。我们还要从人们的日常生活中寻找答案。仔细观察一下中国乃至世界各国家庭生活细节，我们就不难看出这个普遍存在的问题和误区。就是父母家长为了孩子的成长一味地给孩子吃些过于营养的食物，如油炸过的鸡鸭鱼肉、大量的奶油制品和坚果类食物。而这些食物对于十六、七岁的青少年来说是最容易上火的。一次两次没多大问题，但如果经常食用就会将"火"累积起来。因为鱼生火肉生痰，再加上烧烤煎炸之后的热量储存在了被加工的食品当中，当这些食品被摄入体内之后，其热量就会慢慢地被释放到了肠胃当中，煎烤五脏六腑，进而再渗入到血液里。由此产生的"火"就会自然向上炎烧，从而导致口腔生疮、眼睛红肿。在内，"火"存留在哪个脏器里，在上，就会反映在五官的对应部位。青少年处于血气旺盛时期，在一年的四季当中都极易上火，再加上父母没有最起码的传统生活常识，就使得雪上加霜，一发不可收拾。由于今天的世界被西方的所谓文明所主导，传统有价值的生活知识被轻易旁弃，因而造成了生活在今天的人们陷入了"文明的危机"。看似拥有充足的科技知识，却解决不了所需解决的问题。如社会问题、健康问题、疾病的诊治、社会的动乱、自然灾害等等每天都在困扰着我们，而我们却没有十分有效的方法和对策。正如上面所提到的针对青少年的"上火"，如得不到有效控制，轻者会给他们未来的生活蒙上阴影，重者会断送他们的未来。

上火在青少年年龄段具体表现为：阴虚火盛，又称实火。浑身上下就像处在热火中烤炙不得安定。面红耳赤，神情不定，六神无主，心思烦乱，严重时胡言乱语等等症候。这就极大地影响他的日常生活和学习。由于处在肝火、心火的双火夹攻下，使其神思烦乱，无法精神集中于学业，因此就造成学习成绩的下滑令其陷入恶性循环的结果。如得不到正确的治疗和指导，将来的后果可想而知。所以我们要在事先做好各种防范青少年上火的具体工作，如保持日常饮食的阴阳搭配，即荤素搭配和油炸煎烤和蒸煮烹炖的平衡。这样就能保证即提供了足够的营养美味的同时，又避免了这个年龄段极易上火的可能，不失为一举两得。

上火对成年人和中年人来说更危险。为什么说更危险呢？因为成年人正处壮年，即如老子所讲"物壮则老"。意思是任何人和物当发展到极盛时就会往下坡走，如若不慎，就会江河日下并因无法挽救而造成早衰早逝。这里说的不慎是指每日生活里对上火之类的小疾小恙不加防范和调治。这是极其危险的。上火对成年人和中年人的威胁和伤害主要表现为肝肾阴虚的虚火上炎。它会使人出现耳鸣心悸、视力急剧下降的现象。牙龈的反复上火还会出现牙齿松动乃至脱落等未老先衰的征兆。故上火对中壮年是极其危险并具有危害的。

如果说上火对成年人和中年人更危险的话，那么对老年人来说更是谈虎色变。因为上火对老年族群的危害可以说是达到了恐怖的级别。说是恐怖级别一点也不为过。老年人一旦上火，整个生活就会受到严重的影响而不能照常进行下去。老年人由于岁月的消磨和生活的繁劳，浑身上下的精气神已大大不如青壮年时那样精足炁充神旺了。此时邪火入侵，将极难祛除，身体便落入了老病之乡，一切并发症皆有可能发生。又由于老年人的炁液虚衰，即肾气虚弱，不再那么容易固住肾中真火，遇到外部天气的或寒冷或燥热的剧烈变化，就会导致肾火夹杂外火上炎。火停留在什么部位，什么部位就会发生不适乃至病变。例如火攻中焦就会造成便秘。经常便秘就会导致新陈代谢的紊乱，小致口臭，大致肿瘤癌变。

饮食不当引起血管疾病 – 动脉硬化

现代的生活方式带来的是一个病态百出的时代，其中影响人类健康的另一个容易被人们忽视的是血液健康问题，即与血液健康息息相关的最具代表性的疾病就是人类的杀手动脉血管硬化综合症，俗称动脉硬化。如果说上面谈到的上火仅在短期内影响人的健康，动脉硬化则大大地威胁到了一个人的生命。动脉血管在人体生理中扮演着一个非常重要的角色，就是向人体各部位供水，送气，送营养。动脉硬化的特征表现为血管壁变硬、变狭窄。这种疾病在今天的社会里呈逐年上升的趋势。在日常生活当中，没有谁敢说此生此世不会得动脉血管硬化之症，除非你是真正的修士。

动脉硬化的可怕之处主要是它极高的致死率。动脉硬化的发病部位不固定，可以出现在身体的任何部位。如前南斯拉夫总统铁托患的即此类疾病。他因脚动脉发生硬化而造成截肢，最后进一步导致肾脏心脏等多个脏器衰竭而失去了生命。六七十岁年龄段的人群中有多达 87% 的人会不幸患上动脉硬化病。血管一旦硬化就很难使其恢复正常，而人又没有办法象换掉其它人体器官那样换掉每根血管。虽然我们从根本上反对人体器官的移植。而且哪里出现问题就像机器更换零件一样把哪里换掉是解决不了根本问题的。

引起机体内部发生病变的是由于某种特定的生活习惯或饮食习惯经过长期积累所致，不是用更换器官能够解决的。西医简单地将发病的器官切除或更换掉，并不能铲除引起病变的真正根源，是于事无补的。今天，由于人们的生活结构发生了巨大的变化，直接导致了心脑血管发病的急剧增加，而且呈逐年上升和年轻化的趋势。当疾病处在初级轻微阶段时极具隐蔽性，人们是没感觉的，但它的危害是极具杀伤性的。它的主要危害表现为一梗二瘤。梗如心梗、脑梗等。梗即堵塞，检查结果有时看不出来。如果血管梗塞发生在大脑就会导致偏瘫，失语等症。其他还有发生在肾脏、大肠等的梗

13

阻。瘤即血管瘤，血管瘤破裂可导致大出血并死亡。

　　哪些人群容易患动脉硬化综合症呢？其实答案很简单。用老百姓的话说就是三老，即老知识分子，老领导，老板。像邱吉尔，罗斯福，斯大林这三个人都死于动脉硬化。因为三老族群都生活优裕于其他族群，饮食无限制，肥甘美味天天有时时有。再加上他们的具体工作，无时无点，极为缺乏体力上的活动和起码锻炼。而这种现象在二十一世纪就变得更加司空见惯了，以至于在上面三老的基础上又加上了一老，就是老百姓。针对这些问题和现象，社会上出现了这样的顺口溜："管住你的嘴，迈开你的腿"。如此简单朴实的生活哲学比一切所谓专家学者的高谈阔论来的更加实际，比一切药物更加有效。

　　动脉硬化和饮食的关系密不可分。简单概括来说，动脉硬化就是由于含有维生素、纤维素的蔬菜摄取得太少，而含有高脂肪和胆固醇的肉类食品食用太多所致。就是如人们常说的，吃得太好、动得太少才是发病的主要原因。现在最时髦的是快餐食品如肯德基的炸鸡、麦当劳的汉堡包和各种各样的软饮料如可乐、雪碧等等。"方便美味"的快餐和软饮料刺激了人们的味蕾，但不健康食材的使用也让今天的人们从小就埋下了动脉血管硬化的恶因。这不是方便了人们的生活，而是真真切切为人们准备了死亡的陷阱。过去，人们通常是到了老年以后才发病，而现在，发病的人群已从老年族群转变为中青年族群。这全是因为人们从小就大量食用容易引起动脉硬化的食品所致。

　　导致动脉硬化最终发病因素有内因和外因之分。发病的内因占20%~30％ ，而外因则占 70%~80%。这里还有家族生活习惯遗传等的因素，如常见的高血压家族遗传史和糖尿病家族遗传历史。这些人群就要特别加以小心和防范，要在生活工作中尽可能的做到劳逸结合，提早预防诸如高血糖、高血脂、高血压、功能性高血压、高肌肝、高体重 、高心理压力等等的侵害。千万不要等到发病之后再求医治疗，到那时除了能得到一些基本诊断以外，对于治疗来说，就只剩下失望和痛苦不堪了。

人类科技发展进步带来的后果是极为可怕的。科技越发达，人们的身体健康就越没保障，身体素质就越差。由于科技的发展完全取代了人们最基本的身体活动，导致身体各部位的运动肌肉越来越松弛以至不堪承负基本生活需要。老一辈的北京人都知道，过去去剧场看戏，大多都是提早步行去剧场，看完溜溜达达回家，何其健康。等到七八十年代电视出现了，人们不用走了，在家就能享受剧场看热闹的快乐，天南海北，一切人间故事都能从小小银屏变幻出缤纷的梦幻世界。然后发展到几乎每个房间都有电视。先是手动控制，然后是遥控，如此轻松免劳如同睡在棺材里。原来的步行变成了不能再舒适的豪车。总而言之，人们无需再劳动筋骨了，真正变成了四体不勤五谷不分的废物白痴了。与不劳动身体成巨大反差的是，人们吃得越来越好，动得也越来越少，造成严重代谢不平衡。大量的未被消化掉的堆积物沉积下来，堵塞血管，使得血管内壁越来越窄。这样的生活直接导致了血管疾病的大爆发。

由于生活饮食的不健康所导致的各种各样的血管疾病而引起的死亡率仅次于交通事故。当代动脉硬化发病率名列第一。由动脉硬化引起的动脉瘤最具危险性，其分布不均匀，有的部位发病表现为硬，有的地方则软，但危害是相同的。夹层动脉瘤也非常危险，四分之一的人在得病 15 分钟内即死亡，二分之一的人在得病 48 小时内死亡。历史上，爱因斯坦就是得动脉瘤破裂而死亡的，美国运动员海曼也是死于动脉瘤。

血管遍布全身，动脉硬化的发病率居第一位。我们千万不要认为今天的医疗技术获得了突飞猛进的进步，就放松了以预防为主的方略，而一味认为得了此病没什么了不起，只要在恰当时机施治就能转危为安，万事大吉。不错，是有妙手回天的神医存在，但不是所有人都能在发病后的第一时间内幸运地得到神医的治疗而幸免于难。很多人在赶到医院前就已经离开了我们。所以，对待此类危险并能置人于死地的疾病的唯一胜算就是绝不可以等事情发展到不能或没把握收拾的地步再去重视、再去着手去解决。那样就太晚了。一定要在树木枯死之前浇水才能救活它，一定要以预防为主。预防血管硬化的办法其实很简单，就是要做到四点具体要求：管住你的嘴，迈开你的腿，适当吃点药，坚持多喝水。总括起来说，就是利用药食同源的原理，尽最大可能地利用食物的阴阳来纠正人体阴阳失衡而达到健康的目的。这即是饮食之道，即是本书的真正目的。管住嘴要早管，从小管。饮食一定要荤素搭配，洋葱、大蒜、番茄有降血脂的作用，要经常吃。迈开腿就是要坚持运动，每天坚持走路，才有效果。适当吃点药，是用中药进行适当的调理，血压控制稳定就好，高一点不要紧，稳就没事。血糖太低也不行，血糖血脂都要在正常范围内。坚持多喝水，不断往身体里送水，使血液粘度降下来。贵在适当、坚持，长期下去，就会达到稳定、均衡，就会收到最好的效果。

如此积极辩证地对待将使治疗变得简单易行。我们已经进入微创时代，这样的疾病一查就知道，治疗也容易，一定要抓住机遇及早地及时地解决。发病在一头一尾。心梗很厉害，肠梗塞也极为危险，不能等事情发展到不能收拾的地步才开始重视并着手解决，那样就太晚了。树木在枯死之前浇水才能被救活，人也一样。

饮食不当引发恶疾 - 癌症

　　癌症这个恶疾在今天的人类社会已然变得司空见惯，这个在以往极为罕见的绝症到了二十一世纪的今天已经遍布全球各个角落，仅中国每6分钟就有一例癌症发病。可以说癌症的增长和扩散是紧紧伴随着工业化和科技的发展而蔓延扩散的。工业化和科技给人类带来了划时代的文明进步，同时也给人类带来了不可弥补的负面影响。饮食习惯的改变就是其中最为典型的工业化的结果之一，如今人们的所食所饮无不带着工业化的烙印，各种有毒的化学添加剂为了各种不同的目的从原材料的生产到成品制造被添加到了食品当中。除了工业化影响对人体的伤害，还有就是人们自己为了满足一时的口腹之快，过分贪食生冷而导致了对人体的长期损害。殊不知这种错误的饮食习惯给人们埋下了罹患癌症的祸根。

　　人体天生就拥有自己固有的一整套严密的免疫系统，西医称之为白细胞或称巨噬细胞，其主要功能就是保护机体并抵抗外来微生物或其他抗原对人体的侵害。其实，道家先于西医数千年前就知道了这个人体的秘密，称之为三魂七魄，即人体的保护神。三魂分别是代表生命之光的元神-胎光、决定一个人灵慧之根的智慧之神-爽灵和有着潜在性取向的情欲之神-幽精。这三个神的安适与否决定着一个人的福祉。所以我们才需要不断地修炼自身，每日培补三魂这三个正神，从而使其更好地看护我们的生命。七魄是指残留在我们的身体里和意识中的人类源于动物本性的信息。他们的名称分别为：吞贼、尸狗、内秽、嗅肺、雀阴、非毒、伏矢。"吞贼"犹如巨噬细胞一样扮演着防御护卫的职责，使身体不被外敌侵扰。"非毒"负责排解体内毒素，和"吞贼"一起将侵入体内的一切抗原消灭，包括癌症肿瘤细胞等等。但由于时下流行的十分不健康的生活方式如夜生活，给人们带来了非常严重的后果。晚上该睡觉让魄排毒时不睡觉，而是夜夜笙歌夜夜酒，酒醉金迷不知却，结果活活地把看护我们生命的卫士-魄给耗死了。

人体五脏六腑皆具魂魄，身与心灵，其魂灵为重。生活起居和饮食得当，就能使血气和顺，荣卫以通，即脉络通畅，然后便能气聚成形。有形才有质，才能藏精，才能最终获得血气以和荣卫，以通人类，实现健康的目的。

如果饮食不当失于平衡，就会造成卫气不足，如果发生在女性同胞身上就会使阴寒之气侵入体内而引起宫寒不孕、痛经等症。这还只是轻微的不调，如果不加以注意而继续不良的生活方式，就会导致更加严重的诸多不良后果。

引起癌症的主要原因是过度食用生冷食物和甜食。冷食、冷饮、甜食、糖、生冷蔬菜、冷冻水果、生冷水果等容易引起宫颈癌、卵巢癌、乳腺癌等恶症。生冷甜腻的食品很容易将湿邪带入体内，甜食还有腻住脾胃的作用，所以在人们过多食用后就没了胃口了。故甜食伤脾，脾伤则生湿邪。湿邪要下行找出路，而膀胱、脾胃、卵巢这些人体的薄弱环节是最容易被湿邪占领的，造成淤滞，日积月累到一定程度就会爆发恶性疾病，因此卵巢肿瘤多为阴寒性肿瘤。热性肿瘤易于发现，而阴寒性肿瘤很难被发现。比如说，如果一间空房子里放着一盆火，当人进去后，马上就会感觉到并发现那盆火。这是由于火的放射性所决定的。但如果房间里放了一块冰，就不那么容易被发现了。阴寒性肿瘤伤阳，得了阴寒性肿瘤的人很难存活，故古语有"阳者寿"。而危险的饮食习惯，如暴饮冷饮，偏食甜食、糖、冷饮、冷冻水果及吸烟喝酒等，只顾嘴上过瘾，不顾身体能否承受，必然招致灾祸。

用道家思想指导生活

这里我反反复复地大讲道家自然的生活理念，就是要让人们明白这样一个道理，即地球上的人类离不开道家阴阳平衡学说的生存价值观。不管今天以资本主义为主导的人类科技发展到何种先进程度，也摆脱不了自然力的掌控。也就是说人类科技越往前发展危机就会越多，就会越难克服；越往前发展，问题就会越多，就会越难解决。人类就是这样陷入一个恶性的大循环当中直至消亡。这不是什么耸人听闻的想象，是无时无刻无不在我们的生活中发生着的。只是人们不愿正视罢了。

现在的人类就像沙漠中的鸵鸟一样，一遇到危险便简单而愚蠢地条件反射般将头埋在沙堆里，不做任何积极有效的防御。可人类不是鸵鸟，而是万物之灵，是具有三神的灵智物种。怎么经过了百万年漫长的进化演变却又回到了初始阶段，与低等级的动物划上了等号呢？这不能不让我们警醒，检讨自身究竟是什么导致了现代文明的大退化、大倒退。究其原因，就是人类每次在科学技术方面获得革命性突破的同时，也就离自然的生态平衡疏远了一大截。在此有必要针对我做出的这个结论做更加详细的阐述。其论据就是为什么每一次科技发生了革命性的重大进步之后，却引起人类本身的大倒退。其原因是由于科技革命的性质所使然。人类的科技进步的另一面遗憾的却是违反自然法则。人类固有的生活和劳动，包括脑力劳动和体力劳动都不能越过自然法则的限制，否则，就要受到惩罚。例如：在汽车未发明之前，人类主要依赖服牛乘马来引重致远，或步行来完成长途跋涉，因此充分地运动了自己的两腿和四肢而自然而然的得到身体和大脑的协调发展。这种身强体壮完美健康的体魄并不是来自健身房的专业训练，而是不经意的来源于日常的生活劳动。人们事先没有任何期望要得到什么，却不期然而然，莫知至而至地获得了身心高度协调的良好结果。那时的人们根本不知肥胖症、营养过剩、三高为何物。可这种自然完美的健康生活被大规模生产汽车的工业革命所打破。其结果就是人手一车。人们不再象过去那样过着自然健康的生活。有事外出就钻进轿车，如此逍遥一踩油门就如腾云驾雾般瞬间到达目的地。不仅如此，偌大的一部座驾多数时间只是一人享用，独来独往，既污染了环境又浪费了资源。

　　人产生于自然，故应时时遵守原初生活法则即与自然和谐共处的原则，绝不能因为自身的能力的提高而忽视自然法则的管束。那样一定会陷入被动的危机和不利。如果从更深的层次看人与自然关系的紧密程度就要回到宇宙万物是如何生化这个重要问题上。象日月星辰的璇玑与形成阴阳二气的升降和消长的关系，而这阴阳的消长和升降又是自然固有的规律和法则。与之伴生的是万事万物的生成和消亡，皆离不开这个阴阳升降的总规律。它的运化模式可以从春夏秋冬，日夜交替循环中得以具体表现。然而，一年中有一年的循环节律，一日有一日的节律。如一年中的冬至一阳生，夏至的一阴生，再到一日的节律由子到亥的循环往复的运动。这种运动亘古不变总是以此轮回，不断的反复发生。道学称此为复命。人生活在天地之间，当然就会有天人感应这个现象，即人身体内的阴阳二气也会随着天地阴阳的升降而升降，以此来维持人的正常生命活动。如若违背了这个规律，生活不按常规进行，该睡觉不睡觉，该吃饭不吃饭，就会导致阴阳升降的紊乱而罹患各种各样的疾病。因此说脱离了自然法则前提下的发展便不再是发展，而是倒退。另外，我们还面临比这些不良生活习惯更为危险的威胁，即大规模杀伤性武器的军备竞赛。它使人类陷入了不可自拔的恶性循环当中。它吞噬了绝大多数的人类资财和资源就一个目标的朝毁灭飞奔。遗憾和可怕的是，到目前为止没有任何人为的力量和有效的办法来阻止这种朝毁灭行进的整个人类社会。如此这般反反复复地犯着同样的错误，我们离灾难就不远了。（热武器的发明的恶果）

　　明白了这些道理之后，我们才能将其作为生活指导，才能在生活中得到实践印证。但是今天人们的普遍认知却偏要矫情死理，偏要效仿西方人的治学方法。这就难怪当今的中国人生活得越来越没样、越来越背离祖宗的教诲，成了数典忘祖的不肖子孙。整个社会病态百出，人们浑了心地一昧追逐西方人的生活方式。男不男，女不女，男无耻女无情已成了"新时代"（new age）的写照。一向崇尚道德的民族一夜之间蜕变得即无道又无德、寡廉鲜耻、惟利是图。

道家的思想理念和学术论著经历住了千百年的血与火的洗礼，更得到了生活实践的充分印证。它在中国的历史长河中不仅救过太多太多因战乱和极度灾难而陷入死亡线上的可怜无辜者的生命，还不计其数地拯救过整个国家和民族。所以，今天的后世子孙没有任何理由对道学有丝毫的怀疑和不信任。防病治病的方法是死的、是固定的，但理论却是辩证的、灵活的。因此，理论思想才是指导防病治病的关键。

在我们的一生当中，每个人都要经历生老病死。这是因为俗世众生没能在尚有机会之时把握住自己，没能尽可能的做到精神内守、志闲少欲、安分守己、远于淫乐，才导致堕入老病之乡，留下无可奈何花落去的遗憾。人是不会死于年岁的多少，即人是不会老死的。人死是死于疾病。所以说是生老病死。"黄泉路上无老少"从另一面诠释了这个道理。道家的健康养生理念就是要帮助人们尽可能的脱离这种生老病死的无奈循环。所以我们要从当下做起，以积极的态度做到道家健康养生所要求的那样，改掉生活中的不良习惯。习惯包括日常生活中的方方面面，如饮食和作息时间的习惯、工作和锻炼身体的习惯等。不良习惯是指那些对身体健康有害的习惯，我们要进行适当的调整，使之成为有利于身体健康的习惯。当然，这要从思想理念上深究并有意识地加以纠正才能真正做到。

对于不良的生活习惯，有必要详细列举出它们的名称和症状以供人们自查自制。

最为典型的过食不良习惯的养成多数是由于饮食不规律，无常时。该吃饭时不吃饭就会过于饥饿，容易造成一吃就过量。长此以往就会体重超标，陷入恶性循环当中而不能自拔。这种不良的饮食习惯一旦形成将会影响人的一生。它首先给人带来的是肥胖症，接着就是因肥胖导致的各种亚健康的症状的出现，亦或各种疾病的显现。不仅如此，在公共场合的自身形象也会令人尴尬不自在和难堪。大众对肥胖症的客观反映和联想首先就是短命或者这个胖子还能活多久等诸如此类的极为负面的反应，而绝不会想象到像彩虹这样美好的事物。

除了过食症，再就是饮酒和吸烟的不良嗜好以及对各种致人麻醉的药品毒品的依赖也会给健康和生活带来伤害。这些不良的饮食生活习惯是可以改变的，如同疾病一样，通过自身的不懈努力或者一定外力的辅助，就可以改善并治愈。改变了就不再是习惯的奴隶了，同时也就避免了疾病爆发的可能。要想彻底地改变自己不健康的生活习惯，首先要认识到它的危害，然后结合一些道家修身养性的方法付诸行动，从根本上改变自己，从而使自己成为真正掌握自己命运的主人。

道的智慧在治世处事上所表现的是应该采取的趋吉避凶的积极生活策略。它指出宇宙万物皆发自阴阳，而阴阳又是一体两面，两极相通，阴阳互换，是既对立又统一的紧密关系。要想维持人事长久，就得尽可能地保持阴阳的平衡。平衡不是狭义的一事一物上的表现，而是广义的包罗万物万事。以此循着道的思维脉络，我们便能把握生活起居的风水阴阳而达到通天通地通神之妙境。

食品营养的搭配

为了健康和养生的目的，我们在安排日常饮食的时候，首先要考虑到主副食的搭配和粗细粮的搭配。这样就会避免因营养单一而给身体带来的诸多负面影响。因为现代人们的饮食结构已经完全不同于二、三十年前，粮食的生产方式也已经发生了很大改变。用新的科技方法生产出来的食品，在营养均衡和质量方面都出现了极大的漏洞，给人们的健康造成了潜在的威胁和伤害。表面上看，今天的市场异常繁荣，缺衣少食的时代一去不复返了，取而代之的是因食品的过剩过繁而给人们带来的些许烦恼。在人们充分享受着丰衣足食带给他们喜悦的同时，新的困扰不时地挤进了人们的生活里，令人们无所适从，甚至苦不堪言。其主要表现为：世界人口的逐年增加给农场的粮食生产所带来的前所未有的压力。用什么样的方法才能满足与日俱增的人口所需的粮食？答案很简单，就是增产增收粮食。而解决粮食增产的方法，除了大量的使用助长的化肥和转基因技术之外别无他法。这样一来，土地由于连年过量地使用化肥而导致板结、失去墒情，严重的还会造成土地绝收。过量的使用化肥和转基因技术还将直接影响粮食的营养价值，甚至造成毒副作用。而这种副作用会在将来相当长的时间段和周期中呈现，等人们恍然觉悟并开始认识到它的危害时已为时晚矣。

考虑到当前粮食的质量和所应含营养及微量元素的缺失，在烹制三餐的时候就要尽量选择传统方法生产的各种食材，以此避免由于长期误食不合格的食品所带来的对身体的累积伤害。下面就是我精心挑选的几种简单易行的家常主食食谱，以供读者朋友们尝试。

1. 杂豆米粥。11月12月熬制。豆可以多种，晚餐后米、豆分别浸泡，第二天早上熬熟。

2. 蒸煮杂粮。红薯、山药、芋头都是好东西，其所含的水溶性纤维和双歧杆菌可防肠癌。与米一起煮粥、或单独蒸食或与面掺和做馒头最健康，但不宜煎炸，煎炸会因油温太高产生有害物质。

3. 菜团子。玉米面 7 两，豆面 2 两，小米面 1 两，混合后用开水烫和面，盖上盖醒 10 分钟，加小白菜揉成面团蒸熟。

谷物是葡萄糖之源。谷物等碳水化合物分解的葡萄糖迅速进入人体，可以引起血糖升高而容易导致高血压和糖尿病的产生。能够引起血糖快速升高的食物升糖指数就高，容易消化的食物升糖指数也高。硬米饭的升糖指数低，软米饭的升糖指数就高；意大利面条因其硬不好消化，其升糖指数低，而柔软的馒头和白面条的升糖指数就高；未经加工的食品因其谷物纤维含量高，升糖指数就相对低，而经过加工的食品如饼干能让血糖迅速升高，其升糖指数就高；粗粮的升糖指数低，细粮的升糖指数就高。许多人对吃主食亦存有误区，认为米面越白越好，制作也是越精越好，这是不对的。要经常吃硬一点的、未加工过的食品和粗粮，少吃软的、加工过的食品和细粮，如在蒸饭时在米中加入 20%-30% 的糯米可以降低升糖指数，在享用主食时注意粗细粮搭配，以此来控制血糖的急剧上升，就可以让葡萄糖释放得慢一点。

当前饮食趋势存在非常严重的问题，那就是主食越来越少，动物肉类食物越来越多。动物肉其实并不健康，肉类比谷物含油量高很多，如鸭肉的含油量为 15%，猪肉的含油量更高达 30%，其脂肪含量三倍于谷物，极其不易消化。这种新时代的饮食结构对人们健康的威胁极为严重且致命，能够引起脂代谢紊乱，直接导致了"肚子大，腰带长，寿命短"的结果。因此减肥人士要严格控制肉类食物，而不要减少主食。

儿童肥胖症，也是饮食出了问题，应及时加以调整。老人更要关注饮食健康。"早餐不吃，中餐对付，晚餐狠吃"的饮食习惯极其危险，如若不及时改变，最终会酿成灾难。

我们每日的餐饮除了要重视主食之外、还要十分重视的就是蔬菜。蔬菜所含的热量很低，而且由于蔬菜富含抗氧化剂、纤维、矿物质和维生素等多种有益于人体健康且不可或缺的重要元素，所以根据蔬菜的特性选择适合自己口味和身体条件的食品是健康养生的重要环节之一。

上火的预防和饮食调理

前面所列举的是上火在一般社会里对各个年龄段的人们的影响和危害。由此我们对上火有了进一步的认识。光认识是远远还不够的，我们应该更深入地学习和研究古人对上火的论述和对付上火的丰富经验。

火是人类文明的象征，宇宙万物离不开火的运化。火又是生命的源泉，火与水相激产生生命。道家理论的阴阳学说就是讲水和火及水火的关系。水火是永远分不开的。有阴就有阳，有阳就有阴，阴阳自然而然的就能寻找自己的轨迹达到平衡。平衡是永恒的，是常态。不平衡是瞬息的，是非常态，上火即是非常态。弄明白了阴阳平衡学说，自然而然地就弄明白了"上火"这个非常态的真正含义和由来，以及如何治理它的有效方法。

下面我就着重阐述一下如何因人而异地治"火"。"火"分火型和虚寒型，其因年龄而异，因性别而异，因人所在地理气候环境而异，因职业而异。治"火"要本着引导为主，不能压制，否则会导致副作用。治火如治水，要以引导为主，分化为辅，即分而治之。

源于道家的医疗理论从来就讲究不治已病治未病，不治已乱治未乱。意思就是要防患于未然。否则，病已成而后药之，乱已成而后治之，有如犹渴而穿井，临斗而铸锥，为时已晚。这里，古人所说的治未病不治已病，并不是不去治疗已经发生了的疾病，而是强调要以防病为先，积极地采取以预防为主的卫生保健政策。这样就不会每每陷于被动，而能够时刻掌握主动权。老子有曰："救灾解难，不如防之为易；疗疾治病，不如备之为吉。今人见背，不务防之而务救之，不务备之而务药之。故有君者不能长保社稷，有身者不能全寿命。是以圣人求福于未兆，绝祸于未有。盖灾生于稍稍，病起于微微。人以小善为无益，故不肯为；以小恶为无损，故不肯改。小善不积，大德不成；小恶不改，以成大罪"。这篇文字言简意赅地道出了老子这位伟大的道治主义者有关人类生存的至真指导。

以预防为主的医疗策略对我们来说并不陌生。新中国成立以来，我们不也是常提不懈地似乎贯彻执行了数十年？这给我们积贫积弱的年代省去了不知有多大的一笔额外开销。可到了改革开放时期，西医在中国进一步扩张之后，就再也听不到预防为主的声音了。究其原因，主要是因为它与西医的理论和价值观背道而驰，大大地阻挠了西医以挣钱为目的的治病的邪恶理念。所以在改革开放的年代里，我们再也听不到以预防为主的医疗政策了。听到看到感受到的，就是医患矛盾的日益加剧。医疗政策的改变，使得救死扶伤这样高尚伟大理念被医疗界扔到九霄云外去了。从而造成了今天这样的有病去医院治疗不但病治不好还会越治病越多的怪异现象。病越多就越花钱治，治来治去不见病有好转，却觉腰包越来越瘪，最后沦为无钱治病，只好回家等死。比起那些因误诊而失去生命的人来说，这还是非常好的结果了。

这个世界上并没有治不好的病，只有治不好的人。如果你是一个道治主义者，即道家理论的遵行者，那你一定不会时时处于人生被动的风口浪尖上，你一定会永远把握生存的主动权。道家主张的是提挈天地，把握阴阳，脚踏五行，呼吸精气，独立守神。道家还主张肌肉若一，故能寿敝天地，无有终时，此其道生。意思就是只要遵道、尊奉自然之道，便能掌握天地阴阳的变化规律，进而调整呼吸，尽取精纯的浩然正气，超然独处并常令精神内守，锻炼和小劳身体，使得筋骨和整个身体达到协调一致，使得寿命同于天地，这就是修道养生的结果。如若不然，你就属于治不好的那一类人。当人们不幸罹患疾病，又没有任何道学知识作指导，就会陷入看病治病再看病再治病而不见好的恶性循环中。这种情况在今天是非常普遍的。这是因为改革开放的大背景强调的就是西方化了的物质文明，这就必然导致社会生活的阴阳失衡、临渴掘井的窘境。片面地强调物质的享受而忽视了精神的陶冶，就不期然而然地会将我们的现代社会带进"文明的野蛮时代"。这个所谓的"文明"其实还不如蛮荒的"野蛮时代"的文明。"野蛮时代"的人十分虔诚地遵循自然规律而不敢少示轻狂。例如，一群赶着牦牛的藏族汉子艰难地行进在高海拔无人区的风暴当中，他们风餐露宿，目的就是到高原盐湖收集盐巴。他们所使用的没有一样是现代的工具，他们用于敲打和挖掘盐巴的是牛角做的棒槌。风里餐，雪里宿。条件如此艰苦还不忘拿出经文一起虔诚吟诵。这才是人类真正的文明，是和自然心灵契合的永恒写照。相比之下，今天"文明"了的人们却完全忽视了万能的自然伟力的存在而我行我素，狂妄不羁，胡乱妄为。这最终将会酿成全人类的大悲剧。

调节饮食，降低癌症发病率

实验表明，癌症肿瘤等细胞在低温环境下生长迅速。这就是说，过度寒凉的体内环境给癌细胞大肆侵吞良好健康细胞提供了可乘之机，最后给人酿成悲剧。目前，易患妇科肿瘤的人群有三种：一是"白、骨、精"，即白领、企业骨干、各行各业精英；二是"三未"人群，即未婚、未育、未哺女性；三是中年人，因更年期免疫力下降而易患各种疾病，故称多事之秋。

治疗癌症的最佳手段是传统的火针针刺疗法。火针可建立防御系统抵御外邪侵入。火针，火驱寒，针化瘀，成功率达百分之九十。人体局部经火针刺入后，免疫力会立刻增强。就像皮肤被刺扎破后会红肿发炎的现象一样，这是人体自身免疫力被激活的表现。癌细胞最惧怕高温，而火针的温度高达百度，故能立刻将癌细胞杀死。其实癌细胞在四十度就不能存活了，因此，避免使用冷食冷饮，吃热食熟食、喝热饮，保持身体不受寒、不被寒气侵入，就可以有效地减少癌症的发病几率。

预防癌症的食疗方法有很多。如红茶生姜代茶饮，用红茶少许，生姜三片，沉香粉三克，开水冲泡当茶喝。沉香有植物钻石之称，但沉香属纯阳易上火，故沉香粉不宜过多；红茶有补血温胃功效；生姜有暖胃温腹驱寒的作用。三者结合，可以温胃保宫，对寒湿凝滞、阳虚怕冷、手脚冰凉等症有良好的帮助。

用饮食调理五脏

　　了解五脏在人体所扮演的基本职能和作用是指导健康养生的关键所在，只有这样，才能自由地通过外借饮食的帮助，保持五脏六腑的阴阳平衡。

　　肝脏如将军之官，在人体之中扮演深谋远虑之职。胆如中正之官，在人体中专门于对事物进行判断决定。如果胆气虚弱，人就会感到恐惧，胆小怕事，对事物优柔寡断，缺乏决断能力。脾和胃是接受和消化食物的仓库管理官；大肠是传送糟粕的道路，具有食物消化、吸收和排泄传送的职能；小肠接受并且盛储从胃中移送下来的饮食，承担受盛的职能和再消化吸收食物的任务，同时糟粕也是从这里被分开，水液部分渗入膀胱，而谷食糟粕则下移到大肠。肾脏能藏精、能生骨髓而滋养骨骼，所以肾脏具有保持人体精力充沛、强壮矫健的功能，有做强的职能。肺主皮毛，皮能宣发湿气，失去肺脏的宣泄能力，就会造成肺活量小，导致肺脏虚寒，易生风疙瘩、湿疹等疾病。肺气充实，皮肤就滋润白皙。运动得当就能调理和增强肺气。

　　人类在发展过程中是以不同性别特征的需求而进化的。男性进化体质，强壮筋骨；女性进化生育功能，储藏脂肪。男女的不同进化，但都离不开合理饮食对五脏的调节。

　　关于每日饮食的具体操作，前面我已经说了很多，宗其所重，即如何以食品营养五脏；如何充盈血脉、鼓荡精神；以及如何保持五脏的阴阳平衡，从而真正达到养生、延生和防病的目的。

　　要做到这些，首先要掌握各种食材的阴阳属性及对五脏阴阳平衡的影响，这是因为食品在健康养生中比之医药具有更加得天独厚的优势。食品的优势即在于，其不含任何毒副作用但却具有奇效。这是我们在调治疾病时求之不得且十分期待的最佳选择。在中国的历史长河中，以食品来调节阴阳失衡的五脏六腑，可以说是非常普遍且常见的健康养生和防病治病的主要方法之一。其实，保证五脏的阴阳平衡就是保证健康的关键所在，但遗憾的是，当前整个世界都迷失在了所谓文明科技的泥沼之中而不能自拔。由于人类在科学技术上的突飞猛进的发展和巨大经济利益的驱使下，将传统的预防和治疗疾病的珍贵遗产轻而易举边缘化甚至抛弃。这个曾经几度因现代文明科技的高速发展而忘乎所以的人类现在真的陷入了无可救药的困局，乃至濒临毁灭。

要想让五脏康健，就得明白不同的食品在不同的季节对五脏的影响。说白了，就是饮食与五脏的关系。什么食品能够帮助和调节心脏的阴阳失衡，什么食品能帮助肺脏的阴阳失衡，什么食品能有效地帮助肾脏回复动力，什么食品又能补益脾胃等等，都是本书要明白地一一告诉给读者的，从而让读者通过阅读此书来获得这些简明实用的生活常识，以应生活不时之需。什么食品能与五脏相对应，它对五脏健康的直接影响是什么，为什么这种影响甚至能作用到一个人的能力，情绪、智商等方面。遗憾的是，人们往往不去思考这些问题，而通常采用药草的偏性来纠正或调节某个脏腑的阴阳失衡以使其恢复平衡。很多人不知道，药草是有缺陷的，其用药的准确性是很难被一般人掌握的。这是因为人们在使用草药时，通常与其他几种药兼用，而并非单一地使用某种药草。这样一来，草药的药性和药效就很难得到监控，结果到底是哪几种药起到了决定作用，就不得而知。故有西医明明白白地治死人，中医糊里糊涂治活人之说。但是，使用药草不仅难于兼顾方方面面，还特别需要长期经验的积累才能做到用药准确，而这些对于普通人来说根本做不到。所以，对于一般人来说，使用食疗才是最理想的保健方式。因为广大的民众对食品的属性都能基本了如指掌，而且，最为可取的是，食品没有药品那样的毒副作用，用量多一点或少一点都不会伤及被调治人的性命，且容易操作，易被一般人接受。因此，药食同源这一十分理想的养生保健的优良选项更会被广泛的社会人群接受和采用。这无疑有助于世人生活质量的改善和提高，对于当代陷入健康危机的人群也不失为久旱逢甘露，具有十分积极的意义。希望读者能通过本书清楚地了解食品与五脏的一般和特殊关系，有的放矢地调整五脏的阴阳平衡以保持健康。

五脏阴阳多直接受环境、季节、气候和饮食的影响。虽然我们不能选择环境、季节和气候这些因素，但我们却能选择饮食这个因素。我们如果能够做到根据各人的身体条件和所处的地理环境、季节和气候的差异来选择食材，那么我们就能够真正地做到趋吉避凶、永葆健康。

要做到适时饮食，首先要调整好季节的顺序，也就是说在季节饮食的大环节当中确定从哪个季节开始才是至关重要的。是遵循春夏秋冬这个顺序呢，还是冬春夏秋的顺序呢。要弄清这个始末顺序关系，就要先明白道家学说的根本所在。道家对待这个顺序完全有异于俗世的习惯，它所采取的是"终始"这个顺序。道家认为一个循环的结束也就是开始，尤其在养生健康这件事上尤其重视这个"终始顺序"问题，它关系到能量的再生和储蓄以及更好的生发，它能够使身体得到适当的营养从而使人们达到健康长寿的目的。由此得知一年的真正开始是始于冬季。由于冬季的特殊性质，使万物在冬季深藏其阳气和能量，以备春天来临生发时大量消耗之需。如果冬天没能藏住能量，那就意味着春天的生发不能如期而至，或者说生发无力而造成夏不能长秋不能收的结果。冬无所藏，就会导致春无能量生发的恶果。所以，明白了从什么季节顺序开始，就能做到万无一失，获得事半功倍的收效。下面，就让我们循着终始的顺序，开始季节与五脏全面调整的旅程吧。

一．冬季的饮食调理

黄帝内经四气调神大论篇的冬气篇云："冬三月，此谓闭藏，水冰地坼，无扰乎阳，早卧晚起，必待日光，使志若伏若匿，若有私意，若已有得，去寒就温，无泄皮肤，使气亟夺，此冬气之应，养藏之道也，逆之则伤肾，春为痿厥，奉生者少。"

此段大意为，冬季的三个月是闭藏之季，生机潜伏，万物蛰藏。此时天寒地冻，大地龟裂，人应早睡晚起，待阳光洒满床头时再起床为佳。切忌轻易扰动阳气，妄自操劳过度。要常使神志深藏于内，好似有个人的隐秘而不敢示于人，又像得到了珍宝一样秘藏起来。要躲避寒冷，求取温暖，不要让皮肤开泄阳气，这是顺应冬季的气候而保养身体闭藏机能的方法。如违逆了冬季闭藏之气，势必损伤肾脏，使得人们在春季到来时发生痿厥之疾，从而影响春生之气的能量提供。

冬季属水，是养肾的重要时节，同时也是最缺火的季节。虽然缺火，但冬季在四季中属蛰藏季节，又由于外界寒冷的关系，就很容易导致内热。另外，导致内热的原因不仅仅是因为外界的天寒地冻，这还要追溯到夏末秋初的季节，暑热的余威在寒冷来临之前便藏匿在人的体内，加之秋末冬初的寒冷的催逼，使得热能注入体内。故有秋冻之说，就是怕太多的暑热存留在体内使得阴阳失调而影响冬藏。所以在冬藏时要保持体内的阴阳平衡，不受内热的搅扰。如果内热太盛就会伤阳和患感冒，就会伤及根本，这在冬藏季节被视为大忌。如不慎被内热过盛所左右，用热水冲葛根粉服用，可立刻将内火祛除而不致于伤阳。

冬季是养藏的季节，由于外界的天寒地冻，人体为了顺应时节的交替，自然而然地将肾精深敛于内，尽可能做到不让肾精外泄。为了确保藏蓄足够的能量和阳气，平安地度过漫长的冬季，以待来年春回之时随万物复苏而旺盛地生发，就必须按照冬季养生所要求的去做，即冬藏，脱离了这个藏字便一无所获。所谓冬藏，至关重要的就是不要扰动人身之内的阳气。故有"冬季养阳，夏季养阴"之说。就是在冬季尽量不要从事过于激烈的任何活动，尽可能地经常保持心性的收敛和平静。不要过多地洗热水澡，以避免阳气的漏泄。要根据个人身体的具体体质来进行冬补。体质燥热的人要进行凉补，而体质虚寒的人就要多做些温补。冬天宜养肾，应该多吃些苦温的食品。苦温主坚性，能燥湿利水、强肾健体。苦温性味的食品又为阴火，不会灼干肾阴。羊肉性属苦温，是比较理想的冬季补益肾阴的食品。但补之不能过，要秉着"有余者损之，不足者补之"的原则，这是"天之道损有余以补不足"。而"唯人之道"往往"则不然，损不足以奉有余"，所以"孰能损有余以奉不足于天下，唯有道者"。

只要冬季做到了有效地储蓄阳气和生命所需的足够营养，并合理地保持阴阳的平衡，那就自然而然地为下一个季节春季的生发打好了坚实的基础。

二．春季的饮食调理

黄帝内经四气调神大论篇春气篇云："春三月，此谓发陈，天地俱生，万物以荣，夜卧早起，广步于庭，被发缓行，以使志生，生而勿杀，予而勿夺，赏而勿罚，此春气之应，养生之道也。逆之则伤肝，夏为寒变，奉长（读 zhǎng）者少。"

此则文字大意为：春季的三个月被称为发陈的季节，自然万物都处于欣欣向荣、蓬勃向上的萌发生长时期。此时的人们应该入夜即睡，清晨早起，披散头发，舒缓衣带，让身躯尽量放松，逍遥散步于庭院，使得精神愉悦。不可肆意杀伐，要多施少夺、多奖少罚，这是顺应春季生发之气的方法。如果违逆了春生之气，就会损伤肝脏，使得人们在夏天到来时发生寒性病变，从而影响夏长（读 zhǎng）之季的能量提供。

春季属木，是养肝的季节。人体在经历了漫长的冬季蛰藏之后开始复苏，自然而然地会将冬季的燥火伴随着春季生发的力量共同作用于肝脏，从而导致肝火上窜。这是春季影响人们健康生活的典型现象。肝气过旺会直接诱发与肝脏有关的疾病，肝阳过盛时不能直接针对肝脏用药调节，而是要依靠五行生克的理论来调节肝脏的阴阳平衡。要用适宜健脾的食物即甘味食物补脾、健脾，脾土得到壮健而土又能生金，金壮便能自然而然地克制肝木的亢阳以恢复其平衡。这就是食疗所能起到无副作用的理想方法。

春吃甘补脾壮肺金以克制肝木来平衡春季肝阳过盛是为春季养生的要点。春季是疾病多发的季节，春病在肝，肝为阴中之阳。在中医疗病理论之中，并非哪个脏腑有病就医哪个脏腑，而是要循着与之有关联的脏器下手进行调治，以根治于病源。这种辨证论治的方法理论是中医独有的理念，不仅有效而且科学。甘味食物是我们的主要营养来源，甘味入脾脾属土，土地养育万物。如果你觉得身体虚弱需要补一下，不要急于买补药，首先要看看你每日的甘味食物吃得够不够，也就是最重要的主食吃得足不足。甘味食物不单指那些带有甜味的食品，也指淡味如米面的这些主食。米面糖类及各种淡水鱼虾，牛肉，玉米，白薯等都是甘味食品。甘味食物有补中益气，调和脾胃的作用。

在春季选择食物时，要多考虑那些能滋养脾胃的食品。如大枣、山楂等一切易于入脾的甘味食物都可作为春季首选的食物。这些食物能够帮助人们平衡五脏，平安度过春季，使身体以良好的状态进入夏季。

三．夏季的饮食调理

黄帝内经四气调神大论篇的夏气篇云："夏三月，此谓蕃秀，天地气交，万物华实，夜卧早起，无厌于日，使志无怒，使华英成秀，使气得泄，若所爱在外，此夏气之应，养长（读 zhǎng）之道也。逆之则伤心，秋为痎疟，奉收者少，冬至重病。"

其大意为：夏季的三个月是繁华秀实之季，此时天气下降，地气上升，天地之气相交，草木含生之气旺盛，万物都开始开花结果。这个季节的人们应该夜晚入睡，清晨早起。不要厌恶酷热长日，要保持情绪愉快，不要生气发怒，要提起精神，适应夏气而宣泄通畅。像这样表现出对外界事物的兴趣，就是顺应夏气发放的方法。如违逆此气，将会损伤心脏，使得人们在秋天到来时容易发生痎疟之疾，从而影响秋收之季的能量提供，进而使得病情在冬天时加重。

夏季属火，为养长之季。在夏季生长之时，身体要从心脏夺得大量能量以供夏长之需，而心脏又要从肝肾获取大量能量来维持生长。所以夏季要注意心火不能太旺，太旺就会伤及肺阴。要平和心火就要滋补肾阴，肾阴足就能自然平伏心火，而不至于使其太过旺盛，这样就符合了夏季五脏养生的要求。

平心火不能直接对心脏施药。所以人们在夏季要特别吃些辛味食物，来扶植益养肺金生出更多的肾水以平衡心火。肾水足就可以抑制心火，防止其太过，是夏三月调心的最佳方法。

四．秋季的饮食调理

黄帝内经四气调神大论篇的秋气篇云："秋三月，此谓容平，天气以急，地气以明，早卧早起，与鸡具兴，使志安宁，以缓秋刑，收敛神气，使秋气平，无外其志，使肺气清，此秋气之应，养收之道也。逆之则伤肺，冬为飧泄，奉藏着少。"

这段文字的意思是说，秋季的三个月是容平之季，即草木粮食作物成熟之后而呈现出一派平和安定的景象。这个季节秋高气爽，天高云淡风疾，地气清肃萧杀。人们应该早睡早起，与鸡起卧同步，以保持神志安宁，以减缓秋时萧杀之气对人的影响。要做到收敛神气以适应秋令的气候特点，保持人体处于内收的状态，这是秋季的养收之道。如若违逆，就会伤及肺脏，使得人们在冬季到来发生腹泻等症，从而影响冬藏之气的能量提供。

秋季属金，是肺脏开始收敛肃降的时节，故称养收之季。肺气收敛得当，将能让人顺利地从繁华兴旺的夏日平安地过渡到万木萧疏且令人忧郁感伤的秋季。此季节对未婚的适婚男子尤为难之，故古语有女子伤春男子悲秋之说。就是说秋天容易引起情志上的疾病，令人悲观失望，提振不起精神。

在秋季，为了打消和冲淡这种忧伤之气，就要尽可能的给自己找些快乐，以平抑秋悲之情绪。所以在秋季养收的同时，也不能忘记陶冶自己的性情，尽可能地使自己做些有益于身心健康的活动，如琴棋书画等文人用以修身养性的高尚雅趣就是不错的选择。这些有益身心的活动都能帮助人们恢复天真以全精神。

为了秋天能更好地养收，在食物的选择上要多考虑酸味食物以护养肝胆，因酸味是属木味，容易入肝助肝阳。肝脏旺健就能有效地助心火，心火旺了就能抑制肺的阳气，使肺气不致太过亢盛而伤及肺阴。

五、五行生克图表

所谓五行，就是人们常说的木、火、土、金、水。它们代表的方位分别为东、南、中、西、北；代表的季节为春、夏、长夏、秋、冬；代表的气候为：风，热，湿，燥，寒；代表的数为八。五行的相生顺序为木生火、火生土、土生金、金生水；相克的顺序为木克土，土克水，水克火，火克金，金克木。下列图表详细地表现了五行的关系。

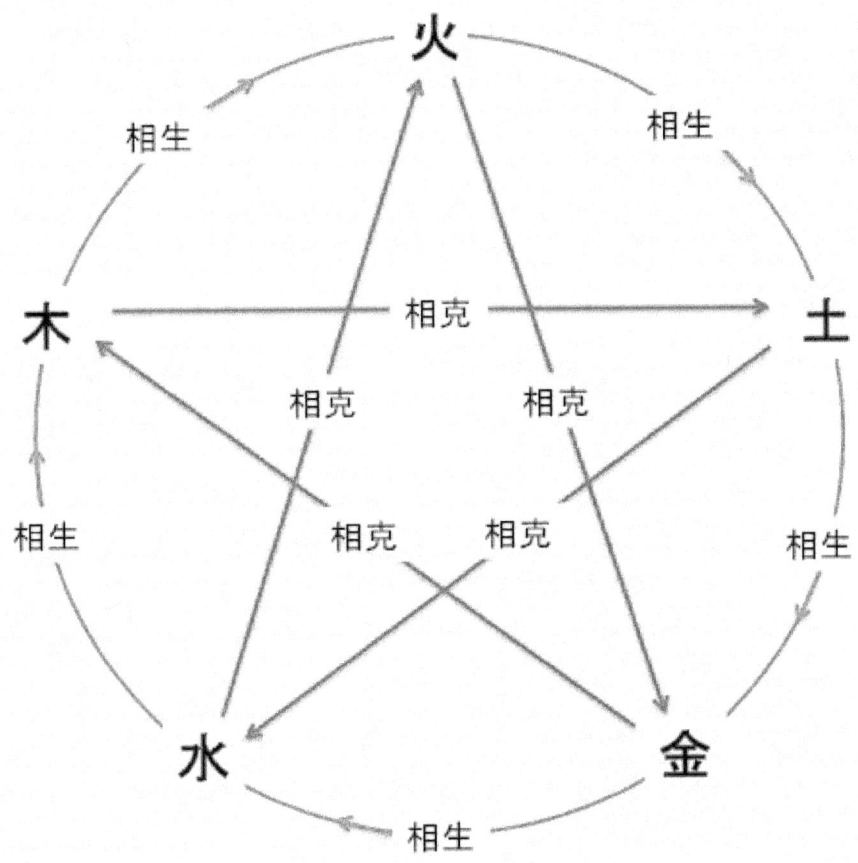

吃回健康

　　前面所一一列举的既令人生畏而大多数人又不愿意正视的乃是当今"生命危机"的真实写照。而这种危机多半都是吃出来的。饮食的原始意义是维持生命，但今天的饮食却已经蜕变成了戕害人们身体的罪魁祸首。听起来真有点让人哭笑不得。鉴于此，我们应该立刻行动起来，将已经和尚未全部丢失了的有关饮食的珍贵道家思想理论找回来并恢复起来，让它继续与我们为伴，引导我们将健康吃回来。

　　道学讲的就是阴阳以及阴阳消长和升降的理论。而宇宙万物又都是以阴阳的形式存在并不断的变化着的。宇宙万物在最初由无极状态嘭然形成那一瞬，就开天辟地一分为二而产生太极。太极即两仪，两仪即阴阳，也就是阴阳的原始形成状态。这就是圣人所谓的"一阴一阳即为道"。所以宇宙万物皆离不开阴阳的运化和循环往复。这就让我们明白了万事万物都被阴阳所掌控，不论我们遇到什么问题，都理应循着阴阳的契机来调整它的阴阳平衡，从而自然而然地将暂时陷入紊乱的状态恢复到常态。

　　在日常饮食和食疗上，我们要特别注重对阴阳的详细察辩，要从食物的具体阴阳属性，从问题的阴阳属性和气候地理环境的阴阳虚实，以及人本身的性别和体质的阴阳属性来全面查证，才能开出辩证论治的明方，才能有的放矢地给预患者以有效的诊治。简而言之就是利用食物的阴阳来调整人体的阴阳失衡。有了道家阴阳理论的这把驱邪宝剑，我们定能战胜一切病魔并使之知难而退，远离我们。

　　在日常生活当中，我们要养成自然平衡的饮食习惯，要经常注意调节饮食的阴阳搭配。深入了解各种食品的属性。当身体阳虚时就补充些壮阳的食品，当身体阴虚时就尽量地补足肝肾的亏缺，要查明阴虚火盛和阳虚火衰这两个典型的阴阳失衡的症候。除此之外，我们还要秉持药食同源这个非常浅显易懂的生活常识。药食同源的理念在中国人的圈子里应该说是无人不晓，无人不知。中国博大精深的文化以及千百年的生活实践已使它深深地烙进了中国人的心灵深处。与其说它是一句流行民间的俗语，不如说它是一句指导我们日常生活的实用常识。它说出了一个很容易被人忽略的重要内容，即食物本身是无毒无害并且容易操控的，而药草就有很大的不同。药草的性质决定了其大多具有偏颇性，在使用时难于掌握和控制。尤其是由于商业化浪潮的影响，使得今天很多从事草药种植的基地、从业草药生产的厂商和进行草药销售的环节都出了问题，因而无法保证草药原料的质量和正确出处，而这点对药品的生产恰恰是至关重要的。不仅药草质量对药剂生产重要，草药的产地也十分重要，还有生产的季节、阴地阳地以及海拔的高低等等都决定了药剂的药效。在过去相当漫长的历史当中，中国人一直都有赖于采集野生的药材。可当今由于社会人口的增加，再加上市场巨大利益的驱使和诱惑，就引来了只求牟利的不良商人。他们用大规模的以现代化的生产方式组织生产传统的中药方剂，从原料的最初采集到生产出成品的各个环节都免不了各种化学添加剂的参与和使用。殊不知以这种方式生产出来的药剂不仅失去了原有的药效和作用，甚至对人的身体健康还有所伤害，重者甚至伤人性命。这是和中医治病救人，救死扶伤的根本理念背道而驰的。现代化条件下生产药剂所需的草药原料，由于出自农场化的大规模种植，就免不了要使用化肥农药。这样就造成终端产品当中残留大量的化肥农药物质，而这些化学物质会阻断、减缓甚至毒害正药的使用目的。这就是为什么当今药剂的药效不但无救于人反而为害于人的根本所在。

药食同源这句话的真正意义在于它与黎民百姓的日常生活相贴近，如调用柴米油盐酱醋茶一样简单易行。药食同源主要是帮助人们解决那些还尚未发展成十分严重的疾病。这个选择是最为理想的，因为它无毒无害，无副作用。当人发生些小的轻微疾患时，无需使用猛药来调治，而是另辟蹊径，以食当药来扶正祛邪，恢复身体的阴阳平衡。药补不如食补，是药三分毒。这里所指的毒并非西医药中所含的化学毒素，这个毒是真正可以伤人的毒素，甚至是可以直接致人死地的毒素。中医药所谓的毒是偏性而非指毒素。

作为吃回健康的理论指导，我们要紧紧依赖药食同源这个简单朴素的思想。它并非出自哪家医理深奥的经典，而是出自我们这个特殊的国度、特殊的文化传统和特殊的历史背景所孕育出的人文事件，由此自然淬炼出极其符合生活实践的千百种食疗验方以应广大穷苦微民之用。这些知识在民间得到很多有心人经年累代反反复复地在实践中使用和印证，是通过长期不间断地对生活的观察所总结出来的一整套食疗的理论。从乡村到城镇，从南国到北疆，地域虽广但也无法阻断食疗在中国的广泛传播和扩散。历史证明，我们这个民族比起其他任何国家和民族都更加多灾多难，而无医无药和缺医少药在那个过去的时代才算是真正的灾中之灾、难中之难。加之那时的中国又被连年的战乱所笼罩，人民处在水深火热之中不得超脱。用于求生存的民间食疗验方就是在这样残酷的生活背景下渐渐地酝酿和造就出来的。如果没有中医思想的启迪而创造出药食同源这个伟大的智慧，中华民族就不可能在无数次的天灾人祸当中延续不断。正是药食同源这个简单且实用的伟大创造，给那漫长的黑暗年代带来了一丝光明，使得当时的人们获得些微的慰籍。不管是历史还是当下，人们都无不欣然地接受着这些简单易学且易于操作的"家常便饭"的调理。中国人熟练地运用着这些日常生活知识，而无需去学校聆听老师的教诲。他们大多数人都是自幼耳濡目染、潜移默化，不期然而然地掌握了若干药食同源的食疗方子的。比如，炎炎夏日在户外工作时很容易中暑晕厥。在这种情况下，只需简单地将绿豆放到锅里煮沸，所制成的绿豆汤就是极好的防暑抗暑的良药。又比如，三七在南国是非常普遍的药草，正是他的叶子，在中国战乱的历史中不知拯救过多少受刀枪伤害的生命。诸如此类的食疗方子，在中国的大江南北城镇乡村无处不见，无处不闻，无处不用，无方不灵。中国不愧为药食同源的家园、民间药食偏方验方的发祥地。

为了进一步让读者了解药食同源的真正含义，我将从民间搜集的一些典型的有关药食同源的食疗偏方验方附在此书的结尾以飨读者。由于篇幅和时间有限，我只列出一部分作为例证，供读者尝试和入门学习所用。尽管这些方子有挂一漏万之嫌，也不失为抛砖引玉之功。如读者朋友们于此仍尚觉意犹未尽，那我一定会在接下来的著述中大增笔墨着重描写此章，以尽读者之余兴，方为善者哉。

每日三餐要保持低热量，高纤维。这是一个基本的日常饮食所应遵行的潜规律。不要过于拘泥，要根据个人的不同情况而定。进补和去火的原则当然也和中药的使用大致相同，不同之处无非就是剂量不那么精确而已。毕竟是食疗，偏性不像药草那样重，或多或少也没太大关系。虽然没太大关系也不能太过，适可而止，无过无不及。这才是饮食之道。因此，只要我们能保证尽可能地从自然中汲取食物及养分，用道家理论知识来武装自己，调节阴阳平衡，就能远离疾病，吃回健康。

附：食疗偏方实例

1. 羊肉属温性食物，补气滋阴、暖中补虚、开胃健力，本草纲目称之为补元阳、益血气的温热补品。甘蔗属清凉祛火食物。两者搭配制成羊肉甘蔗汤，可以完美地解决阴虚火旺的人不能进补容易上火的食物的矛盾，既能补充羊肉的营养，又可以利用甘蔗的祛火功能平衡羊肉的火性，治疗和调理阴虚火旺的人；羊肉炖淮山土豆，可作为冬季食补，滋阴壮阳。但是，食用羊肉时应注意以下几点：1.有发热、牙痛、口舌生疮等症的人应少食。2.高血压、肝病、急性肠炎或其他感染性疾病的人应少食或不食。3.食羊肉后不宜马上喝茶，否则会导致排便不畅或便秘。

2. 醋具有活血、止血、解毒、驱虫、开胃、软化血管、降低血脂、改善代谢等诸多功效。醋泡白萝卜，可软化血管，治疗动脉硬化，降血压，内病外治；醋拌五味子，可益气养阴、止汗、止腹泻、止遗精，对治疗早泄、夜尿频和前列腺肥大有辅助功效，还可止小孩鼻子流血。

3. 鸭蛋性寒凉，能清肺火。咸味入肾，咸鸭蛋的清火效果更好，对咳嗽和湿疹也有调理作用。最常见的咸鸭蛋吃法是煮熟与粥同食，但如把生咸鸭蛋打散搅匀，放一些姜末，用普通炒鸡蛋的方法炒熟，再放一点醋，味道鲜美赛螃蟹。

4. 红小豆具有养心、补血、补心、安神、等功效。北方人最喜欢把红小豆做成馅儿包豆包吃。

5. 黑豆具有益肝肾和养胃的奇特功效，民间至今仍有"要想长寿，常吃黑豆"的谚语。将黑豆炒熟浸醋食用可补肾、减肥、名目、乌发、美白、延缓衰老，长期服用醋泡黑豆可益寿延年。

6. 白扁豆具有益肺养肺的功效。白扁豆与白茅根、芦根和红小豆一起煮汤喝可养肺清肺，预防肺病；根据季节和体质将白扁豆和绿豆制成饮料来调理身体，可有效清热解毒预防感冒，此方的突出特点是低热量、高纤维，是理想的调理健康的饮剂，

7. 由梨、藕、芦根和鲜荸荠混合配制而成的果蔬饮料性味甘寒，具有养胃的功效。可用于除胃火，是和脾胃的良剂、养胃的佳品。

8. 红糖姜水可驱寒、治疗胃寒，也可预防感冒。如淋雨后喝一杯红糖姜水，发一下汗就好了。

9. 野菊花具有消炎的功效。野菊花冲茶喝可辅助治疗阴道炎，尿道炎；洗澡时将野菊花加入浴缸，可缓解湿疹的困扰。菊花性苦寒，易伤脾胃，脾胃虚寒者须慎服。

10. 丝瓜皮可平肾火。丝瓜皮煮水喝可辅助治疗前列腺炎和由肾火过旺引起的心脏病。

11. 橙子味甘酸性凉，具有生津止渴、开胃下气的功效。橙子浑身都是宝，橙肉可止呕吐恶心、解鱼蟹之毒，橙皮可化痰降逆、消食和胃，橙籽可治疝气、腰痛。橙子皮泡水喝可消食化痰，还可洗头洗脸可护发美容；橙子皮与冬瓜皮、冰糖煮水，可利水利尿、除痰消肿。橙子籽风干焙干磨粉，饭后用开水冲服，每次 3-5 克，长期坚持可在一定程度上治疗风湿；橙子肉和白酒一起吃，可以治急性闪腰，消除腰疼。

12. 菠萝叶可消毒消炎。菠萝叶煮水喝可治疗因食用不干净或不新鲜的肉食所引起的腹泻。

13. 当归具有补血、活血功效；田七也是补血之第一良药。当归田七乌鸡汤可帮助调理淤血体质的人；田七生姜煮水熬汤可活血养血；当归熟地汤的活血功能也非常好，具有补而不滞、补虚温中的作用。

14. 小米性凉味甘咸，还含有丰富的磷，可养心安神助眠，还可滋养胃精、养胃、和胃、清胃火。晚上喝点小米粥对安神和滋阴养血健脾胃最有帮助。

15. 白菜钙磷含量高，营养价值也很高，有护肤和辅助治疗乳癌之功效；白菜根含有丰富的粗纤维，能润肠、促进排毒，对预防肠癌有良好的功效。白菜根煮水洗头可预防脱发；白菜根和生姜红糖同煮热饮可治感冒。

16. 薄荷叶性凉味辛，具有疏散风热、疏肝行气、清利头目的功效。薄荷同米煮粥可养护鼻腔，对治疗流涕、鼻炎和偏头痛有良好的辅助疗效。

17. 龟有凉血即解毒的功效，元鱼羊肉汤具有养阴填精凉血的作用，温中暖下，滋阴和胃，可作为冬天的补养的食品，适用于肾阴不足兼脾胃阳虚所出现的头昏耳鸣、潮热盗汗，又兼脘痛腹冷、食少纳呆等症。但体内湿气太重的人不适合食用元鱼。

18. 山药补气，枸杞益肾，山药枸杞炖牛肉，具有补气益肾、强壮筋骨之功效，适合肝肾不足、腰膝酸软的骨质疏松者食用。

19. 乳鸽肉味咸、性平，具有滋补肝肾的功效，可强健身体、清肺顺气。乳鸽炖汤可以暖心肝脾肺肾等五脏，特别适合肾虚体弱、心神不宁的患者和成长中的儿童食用。

20. 虾的营养价值极高，能增强人体的免疫力和性功能、补肾壮阳、抗早衰。常吃鲜虾（炒、烧、炖皆可），温酒送服，可治肾虚阳痿、畏寒、体倦、腰膝酸痛等病症。如果妇女产后乳汁少或无乳，用鲜虾肉 500 克研碎，黄酒热服，每日三次，连服几日，可有效地起到催乳的作用。虾皮有镇静作用，适于温补和补阳，可用于治疗神经衰弱，植物神经功能紊乱等症，还可补钙。

21. 海带富含多种对人体有益的微量元素如碘、钙、硫、铁、钠、钾、镁、钴、磷、甘露醇、维生素 B1 等，其所含的甘露醇具有降血压和利尿消肿的作用。海带可治肝、胃、肾脏疾病；可消炎，治淋巴结、甲状腺肿大，治水肿、小便不利；还可抑制乳腺增生。此外，海带还具有秀发作用。常吃海带能预防心血管疾病。海带炖肉、糖醋拌海带都是不错的食疗菜谱。

22. 山楂消积食、散瘀血，克预防心血管疾病；玫瑰理气解郁、和血散瘀，可行气活血、排毒养颜。如果一个人脸色发黑没有光泽，皮肤粗糙，有"血瘀"，可取山楂 30 克、玫瑰 20 克制成"山楂玫瑰饮"，用于美容养颜，行气活血，降血脂，疏肝解郁，消食化瘀。

23. 生藕性寒，具有清热凉血的功效，可用来治疗热性病症。生藕 500 克榨汁喝，可排除肝火。

24. 佛手具有理气化痰、止呕消涨、疏肝健脾、和胃等多种功效，可疏肝降火、缓解中老年人的气管炎和哮喘病、治疗普通人的消化不良和胸腹胀闷。佛手可与玫瑰花用沸水浸泡制成佛手玫瑰茶，或与生姜煎水饮、沸水冲泡代茶饮。

25. 甘蔗性平入肺，有滋养润燥的功效。甘蔗含有丰富的钙、铁、磷、锰、锌等人体所需的微量元素和多种氨基酸，其所含的蔗糖、葡萄糖和果糖极容易被人体吸收利用。甘蔗与淮山煮汤可治咳喘；甘蔗皮加小麦煮粥可治盗汗心虚。

26. 荠菜有菜中甘草之称，春天的荠菜可祛寒消热。三月份的荠菜药效最好，去野外采撷一点回来煮汤，或和其他食物如鸡蛋、紫菜搭配一起煮汤，色香味俱全，且更具奇效；也可搅碎做荠菜馅儿饺子。

27. 黄芪具有补气固表、止汗脱毒、利尿消肿的功效。黄芪粥最适于补气，可以增进新陈代谢，起到减肥的作用，还能治疗气虚型便秘。夏季烹煮黄芪粥，可以补充由于湿热造成人体大量流失的营养。

28. 花生具有补气血、润肺的功效。将带皮花生和大米一起煮成花生粥可养气血、润肠、润肤养颜，适合贫血患者和皮肤粗糙容易干燥及习惯性便秘的人食用。

29. 陈皮可理气健脾，具有燥湿、化痰的功效，对腹胀、嗳气、食欲不振、消化不良、胸隔满闷、恶心呕吐、咳嗽痰多有良好的治疗作用。秋冬之季，人们容易生内热生痰，也容易患感冒和咳嗽。陈皮粥可去寒理气安神，最适合秋冬季养生食用。

后记

今天的人们很少有人能自觉地反省一下，如今的生活方式比之以往岁月究竟缺失了什么？如果有谁能跳出这个圈子，以旁观者的眼光从历史宏观的角度来审视一下当今的世界，他将会对他自己所看到的结果错愕不堪。

由于生产力发生了革命性的提高，从而造成了生活方式和价值观的根本改变，这种改变又影响到了社会生活的方方面面。人们仅仅在这短短的几十年的发展变化中，就将几代人的历史记忆瞬间抹去，不留痕迹。使得今天的人们几乎就在一夜之间，一下子丢失了过去，而过去的丢失也必将造成对未来的失却。淡忘历史从来都易于铭记它，但是，忘却过去的同时也就意味着失却未来。所以我们要不遗余力地抓住过去，绝不能让它从我们的记忆里流失。挖掘过去以唤醒沉睡的灵魂，以此才能真正感知未来，进而去面对和拥有未来。

我们应该对今天的人类发展有一个客观清醒地认识，我们决不能因为当今的医学技术有了长足的发展，就对先民留给我们的大量的珍贵健康养生著述产生怀疑而试图摒弃它。尤其是那些对民间流行的食疗验方不屑一顾的人，狭隘地认为当今的所谓科学技术应当主导人类社会的一切，而无须再使用介于"巫术和迷信"的传统医病的方法和理念。这样的想法势必造成大量珍贵遗产的断代和遗失。在这些珍贵的遗产当中，除了能救人于疾苦的中医之外，还有药食同源的食疗验方，而这些验方更容易被广大普通民众所接受。所以继承和弘扬这个优秀的民族瑰宝具有极其重要的划时代意义。

中华民族从来都不乏厚重的珍贵的历史遗产，那是由于我们走过了比任何其他民族都漫长曲折的道路。途中有悲哀，有喜乐，有沉沦，也有辉煌。一路走来，我们一手提着沉重的历史负担，一手握着通向光明未来的钥匙。历史让我们成熟，未来让我们奋进，而我们自己正是连结过去与未来的纽带。

作者介绍

作者洞阳，道号洞阳子，出生于中国，现旅居澳大利亚。洞阳早于幼年时期便有机会接触到中国传统道家文化艺术，深谙道家养生，集道家丹功修炼、内家拳和道家饮食禁忌为一身。在这些与道学有着千丝万缕联系的领域里，洞阳如鱼得水般孜孜以求，努力达到返朴归真的最高道意境界。

八十年代是中国社会正值政治、经济及文化等各方面发生裂变的时期，唯洞阳独守道学这块被边缘化了的宝藏，从未敢少离其荫寸步。

正是抱着对道的无比崇拜和敬畏之心，洞阳有幸拜认了一位来自陕西钟南山楼观台、在白云观住观的龙门全真派师傅，并从此完全改变了人生追求。从对物欲的渴求，变成了对精神的藏守。人生也因此发生了翻天覆地的变化：从修道前对人生无所适从的消极状态，变为闻道后对人生百态完全充满信心，保持具有驾驭一切能力的积极向上的精神，进而完成了人生从物质到精神的飞跃。

为了传承传统的道家文化艺术，洞阳于 1997 年在悉尼创建了老子学院。向社会公开传授完美的道家生活谋略、健康安全和长寿知识。这些道学知识理论严谨，非巫术非宗教迷信，是自然与生命科学的最高境界。

今天，洞阳将其教学之中道与饮食的一小部分整理成书，以供不能亲临老子学院的向道之人参考学习之用。希望此书对大家能有所帮助。

www.ingramcontent.com/pod-product-compliance
Lightning Source LLC
Chambersburg PA
CBHW071001290526
45795CB00005B/1734